Charlotte Haring

Professionelle Angehörigenbegleitung

AF383520

Charlotte Haring

Professionelle Angehörigenbegleitung

auf einer neurologischen Frührehabilitation

Reihe Humanwissenschaften

Impressum / Imprint
Bibliografische Information der Deutschen Nationalbibliothek: Die Deutsche Nationalbibliothek verzeichnet diese Publikation in der Deutschen Nationalbibliografie; detaillierte bibliografische Daten sind im Internet über http://dnb.d-nb.de abrufbar.
Alle in diesem Buch genannten Marken und Produktnamen unterliegen warenzeichen-, marken- oder patentrechtlichem Schutz bzw. sind Warenzeichen oder eingetragene Warenzeichen der jeweiligen Inhaber. Die Wiedergabe von Marken, Produktnamen, Gebrauchsnamen, Handelsnamen, Warenbezeichnungen u.s.w. in diesem Werk berechtigt auch ohne besondere Kennzeichnung nicht zu der Annahme, dass solche Namen im Sinne der Warenzeichen- und Markenschutzgesetzgebung als frei zu betrachten wären und daher von jedermann benutzt werden dürften.

Bibliographic information published by the Deutsche Nationalbibliothek: The Deutsche Nationalbibliothek lists this publication in the Deutsche Nationalbibliografie; detailed bibliographic data are available in the Internet at http://dnb.d-nb.de.
Any brand names and product names mentioned in this book are subject to trademark, brand or patent protection and are trademarks or registered trademarks of their respective holders. The use of brand names, product names, common names, trade names, product descriptions etc. even without a particular marking in this work is in no way to be construed to mean that such names may be regarded as unrestricted in respect of trademark and brand protection legislation and could thus be used by anyone.

Coverbild / Cover image: www.ingimage.com

Verlag / Publisher:
AV Akademikerverlag
ist ein Imprint der / is a trademark of
OmniScriptum GmbH & Co. KG
Heinrich-Böcking-Str. 6-8, 66121 Saarbrücken, Deutschland / Germany
Email: info@akademikerverlag.de

Herstellung: siehe letzte Seite /
Printed at: see last page
ISBN: 978-3-639-86930-9

Copyright © 2015 OmniScriptum GmbH & Co. KG
Alle Rechte vorbehalten. / All rights reserved. Saarbrücken 2015

CHARLOTTE HARING

PROFESSIONELLE ANGEHÖRIGENBEGLEITUNG AUF EINER NEUROLOGISCHEN FRÜHREHABILITATION

Klagenfurt, 2014

INHALTSVERZEICHNIS

VORWORT

VORWORT

Da ich auf einer Neurologischen Abteilung im LKH Klagenfurt tätig bin, liegt mir die professionelle Unterstützung von Angehörigen, schwerkranker Menschen, besonders am Herzen. Die Funktion der Stationsleitung macht mir die verantwortungsvolle Aufgabe bewusst, das gesamte Rehabilitationsteam für Angehörigenarbeit zu qualifizieren.

Ganzheitlichkeit in der Pflege bedeutet, Patient und Angehöriger, werden als Einheit ihrer psychischen, geistigen, physischen und sozialen Elemente gesehen. Pflege wird zu einer zielgerichteten Handlung, indem die individuellen Gewohnheiten von Patienten und deren Bezugspersonen berücksichtigt werden.

Mein Dank für die Inspiration zu diesem Thema gilt Mag. Dr. Annemarie Wulz, meiner Tochter Sabrina, für die liebevolle Unterstützung und ganz besonders meiner Kollegin Eveline Blank, für die Begleitung in der Managementausbildung für Führungskräfte 2007/2008.

EINLEITUNG
VORSTELLUNG DER ARBEIT

1. EINLEITUNG

Ziel dieser Arbeit ist es, Aspekte der professionellen Begleitung von Angehörigen schwerkranker, neurologischer Patienten zu beschreiben, sowie die Zufriedenheit von Patienten und Angehörigen einzuschätzen. Wie kann professionelle Begleitung von Angehörigen gefördert werden und vor allem was erwarten sich Angehörige von Schwerkranken?

Ein weiterer Schwerpunkt befasst sich mit der Definition eines Angehörigen, mit seinen Ressourcen und Ängsten. Welche Rolle spielt das Gespräch und wie kann zu einem aktiven Wandel von Einstellung und Verhalten zwischen den Beteiligten beigetragen werden?

Abschluss der Arbeit bilden drei persönliche Interviews. Soweit es möglich war, wurden geschlechtsneutrale Fragen gestellt. Zielgruppe der Befragung waren drei willkürlich ausgewählte Angehörige von neurologisch erkrankten Patienten.

Krankheit bedeutet einen enormen Einschnitt in das Leben eines Menschen und deren Angehörigen. Durch den Krankenhausaufenthalt wird er aus dem Alltagsleben gerissen und seine Angehörigen werden mit neuen Lebensbedingungen konfrontiert. Sie befinden sich in einer Ausnahmesituation, es kommt zum Verlust von sozialem Status und die Folgen können Krise, Stress oder sogar Regression sein.

Sehr häufig kommen die Angehörigen eines Patienten im hektischen Klinikalltag zu kurz. Dabei spielen gerade sie für die Genesung des Patienten eine herausragende Rolle: Sie sind Co-Pfleger, aufmerksame Beobachter der Krankheitsentwicklung, Terminmanager und psychische Stütze zugleich. Nicht nur der Patient, auch der Angehörige sollte die Möglichkeit bekommen, seine Emotionen auszusprechen, Denn dadurch werden sie greifbarer und verlieren viel von ihrer Bedrohlichkeit. Emotionen haben erst ihre Berechtigung, wenn sie anerkannt werden (vgl. Rotschnik 1997, S. 10).

2. VORSTELLUNG DER ARBEIT

Die Neurologische Abteilung umfasst 6 Stationen, eine Neurologische Intensivstation mit 8 Betten, eine Stroke-unit-Einheit mit 2 Betten, eine Frührehabilitationsstation mit 8 Betten, ein Schlaflabor mit 2 Betten und 2 Akutbehandlungsstationen, jeweils mit 32 Betten, sowie eine Rehab-Station Stufe C mit 17 Betten.

Auf der Station Frührehab B, wo ich als Stationsleitung Pflege beschäftigt bin, wird das Pflegeteam von 19 Mitarbeitern gebildet, welche täglich hohen Anforderungen ausgesetzt sind. Patienten mit Schlaganfall, schweren Schädelhirntrauma nach Unfällen, Gehirnblutung, Gehirntumor, Querschnittslähmungen und andere, zählen zu den Krankheitsbildern. Diese Erkrankungen gehen alle mit schwerer, körperlicher und auch psychischer Beeinträchtigung einher. Ein multiprofessionelles Rehabilitationsteam ist um die ständige Verbesserung aller neurologischen Defizite bemüht.

Oberste Priorität hat die Selbständigkeit in allen Aktivitäten des täglichen Lebens, sowie die Wiedereingliederung in den beruflichen Alltag zu erreichen, unter besonderer Miteinbeziehung der Angehörigen eines Patienten.

THEORETISCHER HINTERGRUND DER ANGEHÖRIGENARBEIT

3. THEORETISCHER HINTERGRUND DER ANGEHÖRIGENARBEIT

3.1 Definition Angehöriger

Als Angehörige werden all diejenigen Personen bezeichnet, die sich in einer vertrauten, häufig auch verpflichtenden Nähe zum Patienten befinden und somit neben Familienangehörigen auch Freunde oder Lebensgefährten sein können (vgl. George 2003, S. 16).

Im österreichischen Strafrecht (§ 72 StGB) umfasst dieser Begriff auch außereheliche Lebensgemeinschaften, nicht jedoch Verlobte. Im Vergleich dazu beschreibt Carpenito Angehörige beziehungsweise Familie als Unterstützungssystem für den Patienten.

Eine konkrete Definition von Familie unter Einbezug der Angehörigen gibt Friedemann. Sie beschreibt die Familie als eine Einheit, die von der befragten Einzelperson beschrieben und erlebt wird. Diese muss nicht unbedingt mit der Zugehörigkeitsdefinition der anderen Familienmitglieder übereinstimmen. Aus dieser Definition kann geschlossen werden, dass zur Familie nicht nur die Blutsverwandten gehören, sondern auch Freunde, Nachbarn usw. (vgl. Käppeli 2000, S. 12). Duss von Werd geht ebenfalls von einer weit gefassten Definition von Familie und Angehörigen aus und spricht von einem relevanten System, zu dem die für die jeweilige Lebenswelt wichtigen Personen gehören. Es können solche darunter sein, die gar nicht Angehörige im engeren Sinn sind. Diese Definition kommt derjenigen von Friedemann sehr nahe.

Eine ältere wichtige Definition von Familie unter Ausschluss von weiteren Angehörigen beschreibt König: *„Unter Kleinfamilie versteht man die Gemeinschaft von Mann und Frau mit ihren unmündigen und unverheirateten Kindern."* Dies ist eine sehr eingrenzende Definition von Familie, die vor allem bei alleinstehenden Personen und älteren Menschen mit Kindern, die bereits mündig oder verheiratet sind, nicht anzuwenden ist. Diese Definition könnte den Unterschied von Familie und Angehörige widerspiegeln. Sie ist in der Schweiz stark verankert und zeigt sich auch in der Definition von Familie und Arbeitsgruppe im Familienbericht 1982 (vgl. Käppeli 2000, S. 12f).

Die Arbeitsgruppe weist darauf hin, dass es keine umfassende rechtliche Definition von Familie gibt, sondern dass je nach Fragestellung eine etwas andere Auffassung vorherrscht. So wird das Erbrecht der Familie in der Reihenfolge der anspruchsberechtigten Blutsverwandten definiert.

Dieser Definition liegt die Annahme einer Hierarchisierung der Familienmitglieder zugrunde, während die obige Familiendefinition die Beziehung zwischen Eltern und Kindern, die gesellschaftliche Anerkennung und deren Institutionalisierung in den Vordergrund stellt (vgl. Käppeli 2000, S. 12).

3.1.1 Die Bedeutung des Angehörigen aus gesellschaftlicher und gesundheitspolitischer Perspektive

Die Entwicklung des Gesundheitswesens wird natürlich nicht ausschließlich von den dort handelnden Experten beschrieben, sondern insbesondere auch durch die politischen und gesellschaftlichen Vertreter des Landes. Dass diese eine klare Idee der zukünftigen Rolle eines Angehörigen im deutschen Gesundheitswesen haben, drückt sich etwa in einem Gutachten des Sachverständigenrates der Bundesregierung von 2001 aus. In diesem Gutachten wird mehrfach und ausdrücklich auf bestehende Defizite in der Information, Schulung und Integration von Patienten und Angehörigen hingewiesen und der daraus resultierenden Verpflichtung aller im Gesundheitswesen Handelnden, dies zu überwinden.

So sind zukünftig durchaus weiter reichende Funktionen des Angehörigen denkbar. So etwa der Angehörige als derjenige, der die Patientenakte und das damit verbundenen Krankheits- und Versorgungsgeschehen (mit)pflegt. Er koordiniert die Termine, achtet darauf, dass Untersuchungen eingehalten, Rezepte verlängert und zum richtigen Zeitpunkt die Tabletten eingenommen werden. Er begleitet den Patienten nicht nur physisch auf dessen Wegen durch das Gesundheitssystem und die Versorgungsketten. Er führt aktiv Gespräche mit der Versicherung und mit dem Arzt, füllt Anträge aus, telefoniert mit den verschiedenen Kostenträgern. Auch ist er häufig der eigentliche Krankheits- und Versorgungsexperte, er kennt die neuesten Therapien und Nebenwirkungen. Dieses System funktioniert in vielen Fällen bereits heute sehr viel perfekter, als dies den professionellen Helfern des Gesundheitswesens bewusst ist (vgl. George 2003, S. 26).

3.1.2 Warum ist der Angehörige für Patienten so wichtig?

Um zu verstehen, welche Bedeutung die Angehörigen besitzen, muss das notwendige Hintergrundwissen beim Pflegepersonal vorhanden sein. Damit alle Kollegen effiziente Gespräche mit den Angehörigen führen können, ist es notwendig ihnen die Mechanismen der sozialen Unterstützung zu vermitteln.

Der Angehörige eines neurologischen Patienten ist wichtig, da der Patient sich selbst häufig nur schwer äußern und meist wenig zu seiner Genesung beitragen kann. Dies ist eine Grundlage dafür, dass die Qualität der Angehörigenintegration nicht „Hobbybereich" der Handelnden ist. Die eigenen Rollen (oder Abwehrmechanismen) und das damit verbundene Verhalten gegenüber Angehörigen zu kennen, ist ein weiterer wichtiger Schritt. Durch das sozialökologische Modell wird es möglich, die Angehörigen und auch die Helfer in deren Bedeutung für die Betroffenen einzuschätzen.

Das sozialökologische Modell benennt über die innerpsychischen Bedingungen – also dem, was ein Patient als Persönlichkeit mitbringt – eine Reihe von situativen Elementen, die sich immer auf die Möglichkeit der Krankheitsbewältigung auswirken. Dabei folgt das Modell der Vorstellung, dass derjenige, der über optimale situative Bedingungen verfügt, keine zusätzlichen Belastungen erfährt, sondern dass solch eine Situation auch als Ressource und Puffer bei weiteren Anpassungsmöglichkeiten sein könnte. Die Phasen der emotionalen Anpassung verlaufen bei den Betroffenen häufig parallel oder leicht zeitversetzt (vgl. George 2003, S. 30).

Die Salutogenese geht am konsequentesten der Frage nach dem, was den Menschen gesund erhält. Aaron Antonovsky, Begründer der Salutogenese, beschreibt folgendes: *„Das salutogenetische Konzept richtet seine Aufmerksamkeit auf das Ausmaß und die Qualität der zur Verfügung stehenden sozialen Ressourcen und darüber hinaus der Widerstandskraft beziehungsweise Lebenskraft des Menschen"* (vgl. George 2003, S. 36). *„Dies ist eine ausdrückliche Ermutigung dahingehend, die Angehörigen als Ressourcenplanung im Rahmen der Pflegeplanung einzubinden"* (vgl. George 2003, S. 40).

3.1.3 Der individuelle pflegerische Auftrag mit Angehörigenintegration

Aus all den Rahmenbedingungen, den selbst- und fremdbestimmten Ansprüchen, aber auch verschiedene Chancen und Möglichkeiten soll der jeweilige individuelle pflegerische Auftrag der Angehörigenintegration hergeleitet werden. Die Ziele müssen mit dem Versorgungsauftrag und der Praxis des jeweiligen Arbeitsbereiches abgeglichen werden.

Die Erfahrung mit der Pflegeplanung ist hierbei insofern unterstützend, als das es zur Routine geworden ist, Pflegeziele auf deren Gültigkeit, Realisierbarkeit und Prüf- bzw. Messbarkeit frühzeitig abzustimmen. Als Grundlage für die individuelle Abstimmung im Rahmen der Informationssammlung dient die Pflegeanamnese (vgl. George 2003, S. 50).

3.1.4 Wirkungen der Angehörigenintegration

Pflegende, die um die Situation der Angehörigen wissen ,die sich in diese einfühlen können und die darüber hinaus über Hintergrundwissen zur Wirksamkeit der Integration verfügen, haben auch die notwendige Motivation, ein Arbeitsbündnis mit den Betroffenen einzugehen. Im nächsten Kapitel wird ein Augenmerk auf die spezifische Personenkonstellation Patient, Angehöriger und Pflegekraft gerichtet (vgl. George 2003, S. 29f).

3.1.5 Die Interaktion zwischen Angehörigen, Pflegekraft und Patient

Dabei geht es um die weitgehend gleich bleibende Konstellation – die Interaktion zu Dritt. Um zu verstehen, welche Kennzeichen und welche Dynamik diese Konstellation auszeichnet um dabei die Ziele der Angehörigenintegration im Auge zu behalten, wäre die Rollentherapie eine gute Möglichkeit. Nach dieser sind alle Menschen Träger sozialer Rollen. Rollen, die sich die Personen selber wählen. Rollen, die ihnen aber auch von außen, etwa von der Gesellschaft oder der Familie übertragen werden.

Welche Rolle zum Beispiel eine 28 jährige berufstätige Frau „spielt", die verheiratet ist, zwei Kinder hat und als Krankenschwester berufstätig ist und wegen eines Motorradunfalls zurzeit in der Unfallchirurgie Patientin ist, wird demnach nicht nur von ihr persönlich, sondern auch von anderen festgelegt.

Im gewählten Beispiel werden sehr schnell die unterschiedlichen Rollen erkennbar: Junge Frau (1), Ehefrau (2), Berufstätige (3), Mutter (4), Patientin (5).

Allein an diese fünf Rollen werden ganz unterschiedliche Erwartungen getragen und schließlich hat die Betroffene auch noch eine eigene Perspektive, welche Rolle sie eigentlich (zu welchen Anteilen) spielen will. Schließlich werden mit den verschiedenen Rollen unterschiedliche Verhaltensmerkmale verbunden: die zuwendungsvolle Mutter, die entscheidungskräftige Mitarbeiterin, die liebevolle Ehefrau.

Wichtig ist, dass die im Leben gespielten Rollen nicht gleichbedeutend mit bewusst gewählten Rollen zu verwechseln sind (vgl. George 2003, S. 37). Die Menschen sind also Träger unterschiedlicher, nicht immer bewusst übernommener Rollen. Personen unterscheiden sich auch in ihrer Fähigkeit, ihre Rollen mit unterschiedlichen Eigenschaften zu beleben. Auch wenn die Erfahrung zeigt, dass es förderlich ist, unterschiedliche, bewusst gewählte Rollen übernehmen zu können, so sind auch die systematischen Konflikte absehbar. Rollenvielfalt ist ein lohnendes Ziel, Rollenkonfusion birgt Schwierigkeiten mit sich.

Rollen haben demnach eine wichtige Bedeutung: sie geben dem Rollenträger sowie den anderen Akteuren klare Planungs- und Handlungsvorhersagen. Sie reduzieren die Komplexität im Leben und lassen diese für alle kontrollierbar werden. Rollen bedeuten Sicherheit. Im emotional belasteten und schwierigen Grenzsituationen, wie etwa bei Krankheit oder einem Krankenhausaufenthalt, stellen sich die Rollen der Betroffenen häufig klarer, konturierter, weniger überzeichnet dar. Zugleich werden bestehende Rollen einer erheblichen Belastung und Neuorganisation ausgesetzt.

Gründe dafür sind:

- dass relativ klare Vorstellungen über eine Rolle des jeweils anderen bestehen,
- dass die Rolle des Angehörigen leicht „überschätzt" werden kann bzw. das Ausmaß von dessen Einbezogenheit leicht unterschätzt wird
- dass systematische Konfliktstellen erkennbar sind
- dass der Patient, der in der Situation der am stärksten Schutzbedürftige ist, die Zuwendung auch erhält.

Davon ist ableitbar, dass die Angehörigen erwarten, dass alles getan wird, um den Patienten wirkungsvoll und damit auch nachhaltig zu helfen und sich für sie daraus die Schlussfolgerung ergibt, dass ihnen in diesem Prozess eine bedeutende Rolle zukommt. Dazu ist es notwendig:

- Akzeptieren der Rolle des Angehörigen
- Klärung und Präzisierung der Rollen
- Auswirkung der eigenen Rolle überdenken
- Eigenes Modellverhalten (eine neue Rolle kennen und annehmen lernen)
- Wechselnde und zielgeleitete Koalitionen (unterschiedliche Arbeitsbündnisse mit den Betroffenen eingehen)
- Eindeutig formulierte eigene Rollenzuweisung in krisenhaften Situationen (vgl. George 2003, S. 37ff).

3.1.6 Ziele und Auftrag in der Pflege

Professionelle Angehörigenintegration bedeutet, dass diese zielorientiert ist. Im Folgenden werden Notwendigkeit und Vorgehen dargestellt und aufgezeigt, dass die erarbeiteten Ziele der Angehörigenintegration immer auch mit Werten und ethischen Positionen verbunden sind. Erkennbar ist dabei, dass es für die Zielentwicklung wichtig ist, die Perspektive des Qualitätsmanagements, des ganzheitlich-biographischen Arbeitseinsatzes, den gesellschaftlichen Auftrag und die Wünsche und Anforderungen der Betroffenen zu verbinden (vgl. George 2003, S. 42).

Als eine der erfolgreichsten Methoden, um Arbeitsbereiche – wie z.B. Stationen des Krankenhauses und die in diesen beschäftigten Mitarbeiter – zu führen, hat sich die Methode der Zielvermittlung erwiesen: Das bedeutet vereinfacht formuliert, die Stationsleitung erweist sich als die Person, der es gelingt, die Anforderungen der Arbeitswelt in Ziele zu übersetzen, diese in Aufgaben zu übertragen, sie so zu kommunizieren und zu vertreten, dass die Mitarbeiter diese motiviert übernehmen und letztlich die so erreichten Ergebnisse in hohem Maß mitverantworten.
Gerade deshalb ist es wichtig, dass die Mitarbeiter des Krankenhauses, unter Einbeziehung von Vertretern der Gesellschaft und Betroffenen, eine Ethik erarbeiten, aus der Werte, Zielrahmen und schlussendlich auch das Verhalten der Mitarbeiter resultiert.

In der Pflege beziehungsweise allgemein im Krankenhaus, besteht immer wieder die Gefahr, dass die dort entwickelten Ziele und Planungen ohne den eigentlichen Kunden, den Betroffenen, durchgeführt werden. Die Pflegepersonen nehmen für sich in Anspruch, aus jeweils nicht unbegründeten Perspektiven, schon zu wissen was für Patienten und Angehörige gut und möglich sei. Hier könnte auch die Pflege noch stärker von den Betroffenen lernen und somit zum Motor des Qualitätsmanagements werden (vgl. George 2003, S. 42f).

3.2 Besonderheiten im Umgang mit Angehörigen schwerkranker Menschen

3.2.1 Definition Krankheitsbewältigung

Krankheitsbewältigung ist eine prozesshafte, z. T. unbewusste Anpassung und Neuorientierung an eine durch Krankheit bzw. durch deren Folgen veränderte Lebenssituation. Sie betrifft den kognitiven (verstandesmäßigen), den emotionalen (gefühlsmäßigen) und den Verhaltensbereich. Ein wichtiger Teil der Lebenswelt des Kranken im Krankenhaus ergibt sich aus den sozialen Interaktionen, die dieser zu den Angehörigen, Freunden, aber auch den verschiedenen Helfergruppen unterhält.

Wie sehr sich diese Interaktionen auf den Kranken auswirken, wird zum Beispiel auch daran deutlich, wenn mit diesem eine „offene Kommunikation" geführt wird. Das würde bedeuten, der Patient wird in das Gespräch und die Behandlungsmethoden, besonders in relevante Entscheidungen mit einbezogen. Das bedeutet, die Helfer informieren den Patienten (unter Umständen auch die Angehörigen) nicht nur bedingt, sondern sie beziehen beide in das betreffende Geschehen mit ein (vgl. George 2003, S. 29).

3.2.2 Einfluss der Rahmenbedingungen

Die materiellen Rahmenbedingungen der Versorgung wirken auf die Patienten zurück. Die Qualität des Krankenbetts gehört genauso dazu, wie die Güte des Essens und verschiedene Serviceangebote. Werden dem Patienten Zugeständnisse gemacht beziehungsweise entsprechen die Rahmenbedingungen denen von zu Hause erhöht dies die Lebensqualität und beeinflusst die Krankheitsbewältigung positiv (vgl. George 2003, S. 30).

3.2.3 Belastung

In der Literatur wird Definition Belastung auf unterschiedliche Schwerpunkte Wert gelegt. Eine eher oberflächige Definition gibt das Herkunftswörterbuch (vgl. Käppeli 2000, S. 13). Der Begriff Belastung wird dabei im Sinne von Last definiert, die ein Mensch zu tragen hat oder einen Menschen seelisch bedrückt.

Der Begriff Belastung wird auch mit Stress assoziiert. Stress kann unterteilt werden in biologisch-physiologischen Stress, biochemisch physiologischen Stress, psycho-immunologischen Stress, psychosozialen Stress.

Ebenso kann man Belastungen als Belastungssituation betrachten, als Krise und als kritisches Lebensereignis. Krankheitsverarbeitung als Belastung stellt einen Sichtwinkel zu diesem Thema dar.

Aus der Sicht der medizinischen Psychologie wird Krankheit als Belastung für den Betroffenen angesehen, und daraus werden Bewältigungsstrategien im Zusammenhang mit bestimmten Erkrankungen z. B. bei Krebs, und anderen aufgezeigt. Belastungen der Angehörigen können bei allen Krankheiten auftreten (vgl. Käppeli 2000, S. 13).

3.2.3.1 Kontrollierbarkeiten von Belastungssituationen

Auf der Verhaltensebene beschreibt Seligmann die Kontrolle des Verhaltens und Verhaltenskonsequenzen folgendermaßen: „Diese verhaltensmäßige Kontrollierbarkeit beschreibt, dass ein Individuum durch selbst- und umweltverändernde Verhaltensweisen in Form von Ausweich-, Flucht-, Vorbeugungs- oder Abschaltreaktionen direkten Einfluss auf die belastungserzeugende Situation nehmen kann" (Käppeli 2000, S. 19). So könnte durch ein bestimmtes Verhalten, wie vorher beschrieben, Belastungssituationen vorgebeugt werden, wenn das vorahnende Gefühl der Nichtbewältigung der Situation auftritt (vgl. Käppeli 2000, S. 19).

3.2.3.2 Kognitive und willentliche Kontrolle

Kognitive Kontrolle beschreibt Lazerus 1966 als eine Ereignisinterpretation, bei der das Ereignis bewertet oder in die Einstellungen integriert wird.

Ein weiterer Aspekt ist nach Langer die Überzeugung, Kontrollmöglichkeiten zu besitzen im Sinne von Kontrollillusionen. Dies kann ungemein beruhigend auf Menschen in Belastungssituationen wirken nach dem Motto: „Das kriegen wir in den Griff." Die willentliche Kontrolle ist gekennzeichnet von der Möglichkeit, den Verlauf des Ereignisses zu bestimmen oder zu beeinflussen (vgl. Käppeli 2000, S. 19).

3.2.3.3 Kognitive und willentliche Kontrolle

Zeitliche Nähe beziehungsweise Distanz eines Belastungsereignisses ist ein wichtiges Kriterium. Liegt eine bewältigte .Belastung länger hinter uns, sind wir geneigt, sie als nicht mehr so überwältigend zu betrachten. Es entsteht diesbezüglich eine gewisse Verzerrung der Wahrnehmung. Ist eine große zeitliche Nähe der Belastung zum Hier und Jetzt vorhanden, stehen wir vermutlich noch mittendrin in der Bewältigung (vgl. Käppeli 2000, S. 19).

3.2.3.4 Ungewissheit

Ungewissheit ist ein Phänomen, das alle Menschen in einem gewissen Grad erfahren wobei, sie je nach Situation, in der sich das Individuum befindet, unterschiedlich bedeutend sein kann. Sie verändert sich im Laufe des Geschehens und wird oft als verunsichernde und schwierige Herausforderung erlebt, da der Mensch im Allgemeinen ein nach Sicherheit strebendes Wesen ist.

Gerade die Krankenhauswelt ist eine ungewisse Welt. Entscheidungen und Handlungen müssen von allen Beteiligten oft in großer Ungewissheit getroffen und vorgenommen werden. Die Erkrankung eines Menschen stellt für seine Familie eine Hauptquelle von Stress dar. Ungewissheit hat einen lähmenden Einfluss auf die Bewältigungsmöglichkeiten und wird im Erleben mit verschiedenen Gefühlen und Empfindungen wie Angst, Hoffnung und Ausgeliefertsein in Verbindung gebracht (vgl. Käppeli 2000, S. 47f).

3.2.3.5 Akzeptanz anderer Meinungen

Nicht immer ist es leicht, die Meinung des anderen voll und ganz zu akzeptieren und sie als einen Teil dieses Menschen wertzuschätzen. Die Akzeptanz anderer Meinungen ist jedoch die notwendige Basis im kommunikativen Umgang mit anderen Menschen (vgl. Specht Tomann/Tropper 2007, S. 95)

3.2.3.6 Positiver Umgang mit negativen Reaktionen

Einwände und Ablehnung sollen im Sinne einer guten Gesprächskultur nicht als gegen einen selbst persönlich gerichtet empfunden werden, sondern vielmehr als Chance und Herausforderung, etwas Neues zu sehen, etwas anderem auf die Spur zu kommen.

Wer nur starr hinter seinen eigenen Glaubensbildern, Vorstellungen und Ideen hinterherläuft, der wird keinen Zugang zu Unentdeckten und Neuem finden. Zu einem guten und für den Partner oftmals hilfreichen Gespräch gehört auch, dem Anderen die Möglichkeit einzuräumen, auch so genannte negative Gefühle zum Ausdruck bringen zu können, wie etwa Wut, Zorn, Trauer, Ärger, Hass und Enttäuschung (vgl. Specht Tomann/Tropper 2007, S. 95f).

3.3 Aggression und Gewalt

Jeder von uns empfindet einmal mehr, einmal weniger, Aggressionen. Wir können nicht so tun, als ob wir sie nicht hätten, denn sie holen uns meistens in bestimmten Situationen wieder ein. In einem gewissen Ausmaß sind sie Energiespender und somit eine Ressource. In dem Augenblick, wo wir sie gegen uns oder andere schädigend einsetzen, werden sie zur Bedrohung. Es ist deshalb erstrebenswert, die Aggression anzunehmen und zu akzeptieren und in unser Leben zu integrieren (vgl. Käppeli 2000, S. 225).

3.4 Ressourcen der Angehörigen

3.4.1 Hoffnung und Hoffnungsobjekte

Hoffnung wird als eine innere, aufrechterhaltende, dynamische Kraft, als Traum und als eine neue Art, in der Welt zu sein beschrieben. Hoffnung gründet im Jetzt und erlaubt den Wandel in eine bessere Zukunft. Es geht dabei um die Hoffnung des Patienten, als auch der Angehörigen eines Pflegebedürftigen. Patient und Angehörige hoffen auf Genesung, auf die Wiedergewinnung der Unabhängigkeit und auf ein langes Leben. Die Hoffnung auf Heilung oder Besserung der Erkrankung begleitet den ganzen Krankheitsverlauf und geht erst später in ein Hoffen auf Erleichterung des Leidens über (vgl. Zeitschrift Pflege heute, 2. Auflage, 2007, S. 66).

3.4.2 Quellen der Hoffnung

Patient und Angehörige verfügen über diverse Hoffnungsquellen. Dazu zählt der Glaube, die Liebe, positive Gewohnheiten und das Gefühl gebraucht zu werden. Weitere Hoffnungsquellen sind das Verhältnis zwischen Patienten, die Beziehungen innerhalb der Familie und zu den professionellen Betreuern und Bekannten. Gerade das Gesundheitspersonal kann eine durch die Anerkennung der Fürsorge der Angehörigen, deren Hoffnung stärken, beziehungsweise durch fehlende Würdigung und Demotivation zu deren Verlust beitragen (vgl. Zeitschrift Pflege heute, 2. Auflage, 2007).

Aufgrund der Schwere der Erkrankung ist bei Patienten oftmals die Anregung einer Sachwalterschaft notwendig.

3.5 Was ist Sachwalterschaft?

Wenn ein Mensch mit einer geistigen Behinderung, physischen oder psychischen Krankheit nicht in der Lage ist, bestimmte Angelegenheiten selbst zu erledigen, ohne dabei Gefahr zu laufen, benachteiligt zu werden, braucht er gesetzliche Unterstützung. Sachwalter können nahe stehende Personen sein.

Am häufigsten werden von Gerichten Angehörige, Freunde, Bekannte der betroffenen Menschen, als Sachwalter bestellt. Vorrausetzung dafür ist, dass dies dem Wohl des Betroffenen entspricht (vgl. Broschüre Bundesministerium für Justiz, 2007, S. 6 und 10).

Charlotte Haring **Angehörigenarbeit**

DAS
GESPRÄCH

Charlotte Haring **Angehörigenarbeit**

4. DAS GESPRÄCH

4.1 Das Kommunikationsmodell nach Watzlawik

Als eine sehr hilfreiche Unterstützung, um zu verstehen, was bei den Interaktionen zwischen den Menschen entsteht, kann die Arbeit von Paul Watzlawik gesehen werden. Sie stellt eine Grundlage für verschiedene Verfahren und Modelle der Kommunikationstheorie dar. Die zentralen Aussagen von Watzlawik – als Axiome bezeichnet – sollen hier vorgestellt werden. Diese Axiome beeinflussen auch die Kommunikation mit den Angehörigen:

1. Menschen können nicht, nicht kommunizieren

2. Kommunikation ist mehr als sprechen. Es ist Menschen nicht möglich, auch wenn diese schweigen, nicht zu kommunizieren: Könnte das Schweigen nicht sogar ein sehr starker Ausdruck persönlicher Bedürfnisse sein?

3. Jede Kommunikation hat einen Inhalts- und einen Beziehungsaspekt, wobei der Beziehungsaspekt in der Art ist, dass er den Inhaltsaspekt dominiert und daher Metakommunikation ist. Wir leben in einer zweigeteilten Welt. Ist es so, dass wenn wir wissen, wie die Beziehung zweier Personen zueinander ist, wir die Qualität der Verhaltensweisen untereinander vorhersagen können?

4. Die Natur der Beziehungen ist durch die Interpunktion der Kommunikationsabläufe seitens der Partner bedingt.

5. Die Sprache der Inhalte, ist einfach. Viel schwieriger ist die Sprache der Emotionen. Die Eindeutigkeit des Nonverbalen und des Verhaltens kann nicht so leicht hergestellt werden.

6. In menschlichen Beziehungen kann je nachdem, ob sie auf Ungleichheit oder Gleichartigkeit der Partner beruhen, in komplementäre bzw. symmetrische Beziehungen unterteilt werden (vgl. George 2003, S. 54).

Wenn Pflegende nicht auf den Angehörigen eingehen (nicht kommunizieren, an diesem vorbeigehen) so ist es sehr wahrscheinlich, dass diese ein solches Verhalten als Zeichen der Missachtung interpretieren. Selbst wenn diese Interpretation gar nicht gültig ist.

Die Beziehungsebene ist somit immer dabei. Wenn die Beziehungsebene erst einmal festgelegt ist, *(„die mag mich nicht")* ist vorhersagbar, in welcher Art und Weise die täglichen fachlichen Regulationen ablaufen werden. Meist eher problematisch und solch eine Beziehungsstörung lässt sich nur wieder schwer korrigieren (vgl. George 2003, S. 54).

Wenn die Pflegenden ihre Arbeit nach Ansicht des Angehörigen korrekt und an den Bedürfnissen des Patienten orientiert organisiert wahrnehmen, so wird dieser fachliche Auftritt auf der Beziehungsebene interpretiert *(„Die macht ihre Arbeit korrekt und in Absprache mit meinem Angehörigen, die ist in Ordnung")*. Die systematische Eingebundenheit der Beteiligten wird dadurch deutlich und das es wenig hilfreich ist, einseitig nach Verursachern zu suchen. Es zeigt sich ganz deutlich, dass die Sprache – im Sinne des gemeinsamen Sprechens – zur Entwicklung der Beziehungen eingesetzt werden muss (vgl. George 2003, S. 54f).

4.2 Rahmenbedingungen des Gespräches

Der Patient und dessen Pflege bilden den Fokus der Pflegenden. So ist es nicht überraschend, dass gerade Angehörigengespräche der Gefahr ausgesetzt sind, zwischendurch, spontan und unter Umständen wenig zielgeleitet beim zufälligen Treffen im Flur durchgeführt zu werden. Das dieses Verfahren in aller Regel nicht geeignet ist, der schwierigen Situation des Angehörigen, der Bedeutung der zu vermittelnden Inhalte als auch den Zielen der Pflegenden gerecht zu werden, ist nahe liegend. So ist es ratsam, Gespräche in einem geschützten Rahmen durchzuführen.

Es sollte eine Selbstverständlichkeit sein, dass Angehörigen eine Sitzgelegenheit angeboten wird und die Tür zu schließen ist. Dieses Vorgehen bedeutet aber nicht, dass dem spontan entstehenden Gespräch – etwa im Vorbeigehen – seine Berechtigung abgesprochen wird (vgl. George 2003, S. 55).

Alle Verfahren und Instrumente der Angehörigenintegration basieren allesamt auf einer „gelungenen Kommunikation" zwischen Pflegenden und den Betroffenen. Aber ohne die „guten Taten" die menschliche Nähe insbesondere durch deren nonverbalen Ausdrücke, in ihrer Bedeutung minder zu schätzen, ist das zentrale Forum der gelungenen Kommunikation, das Gespräch (vgl. George 2003, S. 53).

4.3 Gesprächsvorbereitung

Eine prägende Wirkung für den Verlauf aller weiteren Kontakte zwischen den Pflegenden und den Betroffenen besitzen die ersten Gespräche. Gelingen diese, so ist damit der Einstieg in ein „gelungenes Arbeitsverhältnis" geglückt. Misslingen diese ersten Situationen, so ist die Wahrscheinlichkeit groß, dass dies der Beginn einer „unglücklichen Geschichte" sein kann. Die Gefahr dafür ist dann größer denn je. So verlaufen zahlreiche solcher ersten Kontakte entweder telefonisch oder zwischen „Tür und Angel". Schnell ein unbedachtes Wort, Laxheit, eine unzureichende Einschätzung der Situation oder der Betroffenen durch die Pflegeperson.

Die Pflegenden sollten sich auf das Gespräch mit den Betroffenen prinzipiell immer vorbereiten. Im Zentrum steht dabei die Frage nach dem Ziel des Gesprächs. Was soll in dem Gespräch erreicht werden? Diese Frage muss sich die Pflegekraft immer stellen, unabhängig davon, ob der Patient oder der Angehörige das Gespräch ausgelöst haben. Es zeigt sich immer wieder, dass die meisten Angehörigen bzw. auch die Pflegenden zu bestimmten Zeiten oder in bestimmten Phasen der Erkrankung ganz bestimmte Inhalte vermitteln müssen oder Entlastung benötigen. Für diese Standardsituation könnten Gesprächsleitfäden, die eine hohe Qualität der Gesprächsführung sichern, eingesetzt werden. Als Folge der verschiedenen planerischen Auseinandersetzungen, könnte sich die mentale Gesprächseinstellung entwickeln und die für den Verlauf und den damit verbundenen Erfolg verantwortliche Basis ergeben.

4.4 Gesprächsdurchführung

1. Informationssammlung

   An dieser Stelle sollte dem Patienten bzw. den Angehörigen die Möglichkeit zur Aussprache gegeben werden. Auch wenn der Pflegende das Gespräch angeregt hat, sollte die Sicht der Betroffenen eingeholt werden.

2. Problemidentifizierung

   Das Problem bzw. mögliche Ressourcen, um dieses zu bewältigen, werden frühzeitig erkennbar und der Pflegende erhält die Möglichkeit, sich auf die spezifische Situation des jeweiligen Patienten oder Angehörigen einzustellen.

3. Gemeinsame Zielfestlegung

Hat sich die Pflegekraft gut vorbereitet, wird sie diesen Punkt bereits weitgehend erschlossen haben. Es gilt, machbare Ziele vor Augen zu haben und zugleich die Betroffen miteinzubinden und zu ermutigen.

4. Maßnahmenkatalog

Dabei ist es wichtig, verschiedene Möglichkeiten zuzulassen. Es gibt häufig nicht „die richtige Lösung", sondern verschiedene unterschiedlich berechtigte Lösungsansätze. Deren Zusammenführung reicht dann oft um das Ziel zu erreichen. Es gilt die Patienten bzw. die Angehörigen einzubinden, ohne sie zu überfordern. Wenn keine Übereinstimmung erzielt werden kann, sollten auch Dinge zugelassen werden, die für einen selbst nicht akzeptierbar wären. Gleichzeitig sollten die eigenen Empfehlungen deutlich gemacht und geschützt werden. Verbindliche Absprachen und Aufteilung der Aktivitäten sind hierbei besonders wichtig.

5. Überprüfung (Evaluation)

Zuletzt ist es günstig, frühzeitig an eine Überprüfung des beschlossenen Vorgehens zu denken (vgl. George 2003, S. 74).

4.5 Gesprächsabschluss und Gesprächsnachbereitung

Der inhaltliche Gesprächsabschluss sollte eine kurze inhaltliche Zusammenfassung der vorher angeführten Maßnahmen sein, mit einer gewissen Betonung der getroffenen Vereinbarungen. Dass ein Abschluss erzielt wird der Folgegespräche beziehungsweise gemeinsame Arbeiten zulässt, muss auch für das konflikthafte Gespräch gültig sein.

Ein wichtiges Gespräch, gemeinsam mit den Angehörigen in seiner Bedeutung – unter Umständen auch in dessen Verlauf zu bilanzieren (Metakommunikation), ist ein gelungener Gesprächsabschluss. Ein Händedruck und das Begleiten an die Tür symbolisieren die Ernsthaftigkeit der Bemühungen (vgl. George 2003, S. 75).

4.6 Gespräche in besonderen Situationen

Patienten, als auch Angehörige befinden sich oft in Grenzsituationen ihrer Kontroll- und Handlungsmöglichkeiten. Situationen in denen sie Zuspruch, Anteilnahme und Entlastung benötigen. Allein diese Ausnahmesituation der Krankheit oder nur ein Krankenhausaufenthalt ist dazu geeignet, systematische Konfliktebenen zwischen den Betroffenen und den Helfern zu erzeugen (vgl. George 2003, S. 75).

4.7 Kontaktgespräche und Pflegeanamnese

Der erste Kontakt und die Pflegeanamnese prägen alle weiteren Interaktionen mit den Betroffenen. Durch gezielte Vorbereitung und Strukturierung gestaltet sich das gemeinsame Handlungsbündnis von Beginn an positiv (vgl. George 2003, S. 53).

4.8 Ziele und Durchführung der Pflegeanamnese

Die Pflegeanamnese ist von Ablauf und Termin so zu gestalten, dass der Angehörige wenn notwendig teilnehmen kann. Wann sollte dessen Bedeutung und Rolle, um zukünftige Aufgaben in der Versorgung des Patienten besser zu erkennen, dargestellt werden, als in dieser Situation? So ist zu prüfen, welche Anteile der Pflegeanamnese Im Einzelgespräch, mit dem Patienten, im Dialog zu dritt, mit den Angehörigen oder ob es Anamneseanteile gibt, die ausschließlich mit dem Patienten oder Angehörigen zu führen sind (vgl. George 2003, S. 59).

4.9 Einbindung in die Pflege

In die Pflegeanamnese sollte die Pflegeintensität, die Krankheit, das biologische Lebensalter und die allgemeine Verfassung des Patienten einfließen. Wichtig sind auch die Integration des Patienten sowie die Einbeziehung und Perspektive der Angehörigen, anhand der ATL (vgl. Specht Tomann/Tropper 2007, S. 96).

Die Pflegeanamnese sollte mit Hilfe eines Leitfadens durchgeführt werden, dessen Aufbau sich aus dem Versorgungsauftrag bzw. der zu behandelnden Patientenzielgruppe ergibt. mnesegespräch so zu führen, dass der Patient und dessen Pflege im Zentrum aller Bemühungen um Information stehen.

Ein wichtiger Schritt ist das identifizieren des Ansprechpartners für die Betreuungspersonen. Es sollte offen ermittelt werden, wer für die Belange des Patienten der zentrale Ansprechpartner ist. Wer diesen im Krankenhaus unterstützt, wer ihn nach dem Aufenthalt gegebenenfalls später pflegen wird und auf wen das therapeutische Team seine besondere Aufmerksamkeit richten muss.

Ebenso sind Versorgungsabstimmung bzw. Schnittstellensteuerung notwendig. Für die Pflegeplanung ist es wichtig zu bestimmen, welche Pflege braucht der Patient aktuell? Welche Pflege erhielt der Patient vor seiner Aufnahme bzw. welche wird er nach seiner Entlassung benötigen? Oder welche Aufgabe hat der Angehörige bisher erfüllt? (vgl. George 2003, S. 59)

4.10 Belastbarkeit und Beziehung

Pflegende machen sich auch ein Bild zur Art der Beziehung der Angehörigen untereinander. Berichtet der Angehörige differenziert und fürsorglich oder eher kurz und wenig einfühlend. In der Pflegeanamnese sollte der Patient ausdrücklich dahingehend eingeschätzt und befragt werden, welche Rolle seine Familie bzw. seine Angehörige und Freunde im Behandlungsverlauf spielen. Nur so kann deren Bedeutung bereits früh erkennbar gemacht werden (vgl. George 2003, S. 63)

4.11 Das entlastende Gespräch

Trauer und Wut können Kennzeichen der Anpassung der Angehörigen an die neue Situation sein. Auch wenn die Emotionen von verschiedenen Einflüssen, wie Schwere oder Fulminanz der Krankheitsentwicklung abhängig sind, so zeigt sich doch, dass mit starken Belastungssituationen der Angehörigen selbst, bei für die Helfer unbedeutenden Geschehen zu rechnen ist. Das tröstende, den Angehörigen in seinen Gefühlen und Einschätzungen entlastende Gespräch besitzt für diesen einen hohen Stellenwert, unabhängig von der Schwere der Situation (vgl. George 2003, S. 74).

4.12 Das anerkennende Gespräch

Es ist für den pflegenden Angehörigen wichtig, dass dieser Anerkennung und Ermutigung für seinen Einsatz für den Patienten findet.

Wie groß dabei dieser Einsatz und die damit investierte Energie ist, kann selbst von aufmerksamen Pflegekräften nicht immer vollständig eingeschätzt werden. Dennoch führt die gemeinsam mit den Betroffenen verbrachte Zeit und die Nähe des Pflegealltags dazu, das die Würdigung des Angehörigen durch eine Pflegekraft für diese eine besondere Bedeutung besitzen kann.

Genauso wie ein Wort der Dankbarkeit und Würdigung durch die Betroffenen, die Pflegekraft die belastender Anteile der Arbeit leichter tragen lässt. Die gegenseitige Wertschätzung von Pflegenden und pflegenden Angehörigen kann damit als eine wichtige Grundlage für die Qualität der Patientenversorgung angesehen werden. So wird dieses gutes Klima sich immer positiv auf die Genesung und das Erreichen der Pflegeziele auswirken (vgl. George 2003, S. 75).

4.13 Das klärende Gespräch

In der Praxis wird immer wieder deutlich, wie tief der Schock sitzt, wenn Angehörige erfahren, dass die geliebte Person in Zukunft gepflegt werden muss. Die erste Reaktion ist größtenteils: der Angehörige kommt keinesfalls ins Heim. Die Pflege des Patienten erfolgt zu hause. Angehörige wissen weder, was da auf sie zukommt, noch ist ihnen bewusst, wie schwierig die Pflege werden kann. Zu diesem Zeitpunkt sollten keine vorschnellen Entscheidungen getroffen und der Familienrat einberufen werden. In erster Linie sollte der Betroffene weiterhin die Liebe und die Geborgenheit der Familie spüren. Die Pflegeversicherung in Deutschland setzt eine Beteiligung von Angehörigen an verschiedenen Schnittstellen gesetzlich voraus. Das kann in einem Arbeitsfeld wo Angehörige lange Zeit als Störfaktor erlebt worden sind, Widerstand hervorrufen.

Zusammenarbeit entsteht durch gemeinsames Tun. Wir benötigen dazu eine bürgerliche Ethik: Die Eigenheiten des Fachlichen und die Eigenheiten des Lebensweltlichen müssen gleichwertig anerkannt werden. Dazu brauchen wir Menschen, die vorangehen, indem wir das auch wirklich tun, was wir tun können (vgl. Schneider 2007, S. 16). Unterstützung für Angehörige aufzubauen, bedeutet Schlüsselbedürfnisse in ihrer Lebenslage zu erkennen, diese aufzugreifen und Schritte zur Lösung gemeinsam zu suchen und umzusetzen. Unser Verständnis der Lebenswirklichkeit von Angehörigen ist oft begrenzt. Oft sehen wir nur, was wir wissen, denn unsere Wahrnehmung ist berufsspezifisch geprägt (vgl. Arnold/Hedtke-Becker 2000, S. 41).

4.14 Aktives Zuhören

Das aktive Zuhören ist „das Herzstück" einer guten Kommunikation, eines professionellen Gespräches. Aktives Zuhören kann geübt bzw. erlernt werden!

Für viele Menschen ist dies allerdings ein schwieriges Unterfangen, es ist oft viel leichter, selbst zu reden, seine Sorgen und Probleme offen auf den Tisch zu legen als den Partner im Mittelpunkt des Gesprächsverlaufes zu akzeptieren: Zuhören können, auch wenn Patentrezepte und Antworten schon auf den Lippen brennen. Wertschätzung entgegenzubringen und einfühlsames Verstehen, statt voreiliger Schlussfolgerungen ist nicht immer selbstverständlich (vgl. Specht Tomann/Tropper 2007, S. 96).

4.15 Compliance und Motivation

Wichtig ist, dass der Patient und dessen Angehörige durch eine transparente Pflegeanamnese das Vertrauen gewinnen, welches in einem gemeinsamen Arbeitsbündnis zwischen Patient, Familie und Pflege endet. Nur so kann es gelingen gemeinsam die Ziele zu erreichen. Als Resultat des gesamten Gesprächs sollte es gelingen, den Betroffenen ihre Verantwortung für die Zeit im Krankenhaus bzw. innerhalb des Behandlungsbündnisses deutlich zu machen (vgl. George 2003, S. 63).

4.16 Vertrauen bzw. positive Beziehungsebene

Im Ergebnis des gemeinsamen Nachdenkens über die Frage „Wie ist das Gespräch verlaufen?", sollten die Betroffenen Vertrauen gewinnen können. Dies gelingt dann am ehesten, wenn die Pflegenden fachlich sicher und menschlich zugewandt handeln (vgl. George 2003, S. 63).

4.17 Der Stellenwert der Information

In kaum einem anderen Aufgabenfeld des Krankenhauses drückt sich das grundsätzliches Verständnis zur Rolle und der Bedeutung der Betroffenen klarer aus, als in der Art, wie diese informiert werden. Die Integration der Betroffenen kann ohne transparente, die Informations- und Entscheidungsprozesse öffnende Vorgehensschritte dauerhaft nicht erreicht bzw. aufrechterhalten werden.

Ein umfassender und kontinuierlicher Informationsprozess besitzt somit eine besondere Stellung in der Arbeit zwischen den Pflegenden und den Betroffenen. So drückt sich dieses Verständnis praktisch dadurch aus, dass die Betroffenen nicht nur vor der pflegerischen Intervention informiert werden, sondern dass dies auch während der pflegerischen Arbeit geschieht, in der die jeweils nächsten Schritte vorgestellt werden und so jederzeit die Möglichkeit zur Partizipation und Entscheidungskorrektur besteht. Ähnlich wie bei den Patienten besteht auch zu den Angehörigen in aller Regel ein erhebliches Gefälle des in der Situation bedeutsamen Wissens. Aber auch die Patienten und Angehörigen sind Träger von Informationen, die für die Pflege ebenso von großer Bedeutung sind (vgl. George 2003, S. 63).

Ziel sollte es sein, den Angehörigen die Möglichkeit zur Aussprache zu geben und deren emotionale Verfassung und Sorgen wahrzunehmen. Sorgen und die mit diesen einhergehenden Trauerreaktionen, welche nicht immer leicht zu erkennen sind.

Um dies auch umsetzen zu können, sollte folgend vorgegangen werden:

1. An dieser Stelle sollte dem Patienten bzw. den Angehörigen die Möglichkeit zur Aussprache gegeben werden. Auch wenn der Pflegende das Gespräch angeregt hat, sollte die Sicht der Betroffenen eingeholt werden.

2. Die Pflegenden dürfen sich in entlastenden und Trostgesprächen nicht unter Erfolg- und Handlungsdruck setzen.

3. Trost und emotionale Anteilnahme für Patient und Angehörigen setzt ein hohes Maß an reflektierten beruflichen Handelns und Authentizität des Pflegenden voraus. Es ist zu prüfen, welche Pflegekraft diese Vorrausetzungen erfüllt.

4. Es ist sowohl vor als nach dem Gespräch zu prüfen, ob auf andere Pflegeexperten verwiesen werden sollte.

5. Entlastende und Trostgespräche sollten durch alle Berufsgruppen und im Team abgestimmt angeboten werden.

6. Den Pflegekräften sollte die Möglichkeit die Aussprache ihrer Erfahrungen, wie etwa in der Supervision, ermöglicht werden.

Die tröstend entlastenden Interaktionen brauchen keinesfalls immer viele Worte und auch nicht viel Zeit in Anspruch nehmen. Notwendig ist die Konzentration auf den richtigen Zeitpunkt des Gespräches. Gibt der Angehörige Zeichen dahingehend oder lehrt mich meine Berufserfahrung, dass ein entlastendes Gespräch von Vorteil wäre? Ebenso notwendig ist die Fähigkeit, auf den Angehörigen empathisch einfühlend einzugehen. Auf diese Weise kann das entlastende Gespräch nutzbringend durchgeführt werden. Die Erfahrung zeigt, dass in solchen Gesprächen nicht nur der Patient und Angehörige, sondern auch die Pflegekraft Entlastung und Trost erhalten können (vgl. George 2003, S. 74).

4.18 Die Angst des Patienten und Angehörigen

Eine Möglichkeit der Angstreduktion besteht durch Kontrolle, Information, Betreuung durch den mitmenschlich zugewandten Helfer, systematische Desensibilisierung, Schmerzlinderung und Durchführung der Pflegerituale.

Es wird deutlich, dass die Angst Kennzeichen des Krankheits- und Pflegegeschehens ist. Wird dies nicht erkannt und entsprechend reagiert, so besteht die reale Gefahr, dass nicht nur die Beziehungen zwischen den Betroffenen belastet, sondern auch das Erreichen der Pflegeziele erheblich behindert wird. Die Überwindung der Sprachlosigkeit und des Nichtwahrnehmens, stellen den ersten Schritt zur Angstreduktion dar (vgl. George 2003, S. 84).

4.18.1 Individuelle Angstbiographie und Angstkontrolle

Menschen unterscheiden sich in ihrer grundsätzlichen Bereitschaft auf welche Objekte, Herausforderungen oder Phantasien sie mit Angst reagieren. In der Literatur ist zu finden (vgl. A. Freud), dass es insbesondere die frühkindlichen Erfahrungen sind, die eine nachhaltige Akzentuierung der Angst-Biographie bewirken.

Den meisten Menschen ist die Angst vertraut, die einen ereilt sie schon, wenn ein unangenehmer Zahnarztbesuch bevorsteht. Hier lässt sich gut beobachten, welche Angstbewältigungsstrategien der Mensch im Lauf seiner Biographie erworben hat.

Beispielhaft dafür ist:

- Der Betroffene setzt sich in keiner Form mit dem anstehenden Termin auseinander.
- Alles was mit dem anstehenden Termin zu tun hat, wird verstärkt wahrgenommen. Das hat zur Folge, dass die anfängliche Sorge zunehmend in offene Angst umschlägt.
- Betroffene gehen erst dann zum Zahnarzt, wenn der Schmerz und der damit verbundene Leidensdruck so groß sind, dass selbst die Angst diesen Termin nicht länger verhindern lässt.
- Es werden gezielt Informationen gesammelt, die ein bereits durch andere Erfahrungen begründetes Bild ergänzen. Möglichkeiten, Wahrscheinlichkeiten und bestehende Risiken werden erkannt und es wird geplant, dies mit dem Zahnarzt zu besprechen und die Zahnbehandlung dann vornehmen zu lassen (vgl. George 2003, S. 87f).

4.18.2 Abwehrmechanismen

Das Konzept der Abwehrmechanismen, nach Freud entwickelt, führt zusätzliche Facetten der menschlichen Angstbewältigungsstrategien ein. Es zeigt auf, dass die Angstbewältigung im Wesentlichen unbewusst verläuft, dass diese vor Angstüberflutung schützt und dadurch Ängste im gewissen Umfang steuerbar macht. Diese persönlichen Angstbewältigungsstile erweisen sich als ausgesprochen stabil im Lebensverlauf des Menschen.

1. Verdrängung: Das Angst auslösende Phänomen wird aus dem Bewusstsein der Person entfernt.

2. Verleugnung: Alle anderen erkennbaren Angststimuli werden von der Person nicht wahrgenommen

3. Reaktionsbildung: Ein körperliches Symptom wird als Entlastung von der Angst eingeführt.

4. Intellektualisierung: Die emotionale Bearbeitung der Angst wird durch verstandesmäßige Auseinandersetzung verhindert.

5. Projektion: Die eigene Bedrohung und damit verbundene Emotionen werden nicht sich selber, wohl aber anderen zugeschrieben.

6. Regression: Betroffene ziehen sich zurück, machen sich in mehrfachen Sinn klein und zeigen frühe kindliche Lösungen (vgl. Elhardt 1990, S. 49ff).

In der Arbeit mit besonders ängstlichen Patienten bzw. Angehörigen, wo Angst zur Situation und Wirklichkeit der Betroffenen gehört, zeigt sich ein Phänomen besonders eindrucksvoll. Dieses lohnt es sich auf seine prinzipielle Gültigkeit zu prüfen. Die bewusst investierte Zeit zur Entängstigung führt dazu, dass weitgehend unbemerkt verwendete Zeit gespart werden kann. Versucht eine Pflegekraft ängstlichen Angehörigen aus dem Weg zu gehen, investiert sie also keine Zeit in entängstigende Gespräche oder andere Verfahren, so kann dies rasch zu einer Fehlinvestition werden.

Auch zeigt sich im Umgang mit der Angst, dass die Erfahrung eines Seitenwechsels, also den Krankenhausablauf einmal aus der Perspektive des Betroffenen wahrzunehmen, ausgesprochen hilfreich sein kann (vgl. George 2003, S. 87f).

4.18.3 Realangst und pathologische Angst

Angst stellt aber auch einen wirksamen Schutz vor den verschiedensten Bedrohungen dar und ist damit für die Entwicklung und das Überleben des Menschen sinnvoll und notwendig. Mit Angst und dem damit häufig verbundenen Rückzugsverhalten auf bestimmte Situationen „instinktiv" zu reagieren, hat sich für unsere Vorfahren als wirkungsvolle Überlebensstrategie erwiesen. Wenn Angstsituationen mit nach außen gerichteter Aggression beantwortet werden, kontrollierbar sind, werden sie als Realangst bezeichnet.

Im Vergleich dazu kann nicht kontrollierbare Angst dem Erreichen wünschenswerter und notwendiger Ziele massiv entgegenstehen. Weit verbreitet sind etwa an Objekte oder soziale Situationen gebundene irrationale Ängste, die in der Psychologie als Phobien bezeichnet werden. Als Erwachsener Angst vor Mäusen zu besitzen, ist ebenso unangemessen und limitiert die Verhaltensmöglichkeiten, wie die Unfähigkeit über öffentliche Plätze oder eine Straße zu gehen. (Pathologische Angst; vgl. George 2003, S. 85f).

EMPIRIE
INTERVIEWS

5. INTERVIEW

5.1 Interview am Beispiel eines Patienten mit Schädelhirntrauma

Herr M. Christian erlitt am 23. Dezember 2007 ein schweres Schädelhirntrauma im Rahmen eines Verkehrsunfalls, mit multiplen Kontusionsblutungen, ein epidurales Hämatom rechts, ein ausgeprägtes begleitendes Hirnödem sowie eine Orbitafraktur. Der Patient ist 36 Jahre alt, tracheotomiert und wird ausschließlich über eine PEG-Sonde ernährt. Christian ist zu allen Aktivitäten des täglichen Lebens unselbständig und ist nicht kontaktfähig.

Nächste Angehörige und Ansprechperson ist seine Mutter, da der Patient alleine lebt und unverheiratet ist. Das Interview mit der Mutter habe ich am 10. Mai 2008 durchgeführt Als Instrument dafür wurde ein bestehender Befragungsbogen für Patienten und Angehörige von EvaSys (Evaluationssoftware für automatisierte Befragungen), aber auch offene Fragen verwendet, sowie ein Taschenrecorder um das Interview aufzunehmen.

5.1.1 Offene Fragen

Welche Hobbys hat ihr Sohn?

Mutter: *„Das Leben meines Sohnes wird durch Sport bestimmt, durch Laufen, Schilanglaufen, Radfahren, Skaten und Schwimmen. Er trainiert täglich 2 Stunden und am Wochenende 3 Stunden. Die Bewegung in der Natur ist für ihn sehr wichtig.“*

Lebt ihr Sohn in einer Partnerschaft?

Mutter: *„Christian lebt seit 2 Jahren als Single und hat eine Eigentumswohnung in St Veit.“*

Welchen Beruf hat ihr Sohn erlernt?

Mutter: *„Christian arbeitet beim Roten Kreuz in der Blutspendezentrale, als Teamleiter zuständig für den Blutspendedienst.“*

5.1.2 Befragungsbogen

Wie beurteilen Sie die ärztliche Versorgung?

Mutter: *„Ich fühle mich von der Stationsärztin Oberarzt Dr. O. in allen Berei-chen gut verstanden. Ich bekomme jederzeit medizinische Informationen und habe großes Vertrauen, dass mein Sohn in besten Händen ist."*

Wie beurteilen Sie die pflegerische Versorgung?

Mutter: *„Das Pflegepersonal gibt zu wenig Auskunft über das Befinden meines Sohnes. Ich erhalte zu wenige Informationen über bevorstehende Untersuchun-gen. Teilweise hab ich den Eindruck, dass ich durch meine Anwesenheit sie in ihrer Arbeit störe. Manche gehen mir sogar aus dem Weg."*

Wie beurteilen Sie die ergotherapeutische Betreuung?

Mutter: *„Ich möchte mehr in therapeutische Maßnahmen eingebunden werden, die zuständige Ergotherapeutin ist nicht immer freundlich."*

Wie bewerten Sie die physiotherapeutische Behandlung?
Mutter: *„Ich darf anwesend sein und fühle mich gut eingebunden."*

Wie bewerten Sie die logopädische Betreuung?

Mutter: *„Der Therapeut bemüht sich sehr und gibt mir auch viele Hintergrund-informationen über die Defizite meines Sohnes."*

Wie bewerten Sie die Beratung durch die Sozialarbeiterin?
Mutter: *„Hab Sie noch nicht in Anspruch genommen."*

Wie bewerten Sie die Speisenversorgung?
Frage nicht relevant, da der Patient ausschließlich enteral ernährt wird.

Wie bewerten Sie den organisatorischen Ablauf des Stationsbesuches?

Mutter: *„Ich besuche meinen Sohn zweimal am Tag, da ich eine Ausnahmere-gelung für Besuche habe, damit bin ich sehr zufrieden."*

Wie bewerten Sie den Transport zu den einzelnen Zusatzuntersuchungen?

Mutter: *„Ich möchte meinen Sohn bei allen Untersuchungen begleiten, da er sich nicht mitteilen kann. Die Organisation klappt gut."*

Um uns zu helfen, ihre Betreuung zu verbessern, bitten wir Sie, uns ihre Wünsche und Anregungen mitzuteilen!

Mutter: *„Die Mitarbeiter sollten mehr Gesprächsbereitschaft zeigen, ich habe den Eindruck, dass sie unsicher sind und auch nicht qualifiziert. Ich möchte jederzeit Auskunft über das Befinden meines Sohnes erhalten. Ich erwarte mir vom Pflegepersonal Freundlichkeit und Aufklärung über alle pflegerischen Handlungen, welche an ihm durchgeführt werden."*

5.2 Interview am Beispiel eines Patienten mit juvenilen Insult

Herr Daniel Sch. erlitt am 2. Februar 2008 einen schweren Insult mit Halbseitenlähmung rechts, einer ausgeprägten Sprachstörung und ebenso einer Schluckstörung. Daniel ist 28 Jahre alt und bedingt kontaktfähig. Er benötigt vollkommene Unterstützung bei der Körperpflege und wird enteral ernährt.

Daniel lebt in einer Partnerschaft und hat eine 12 jährige Tochter. Für das Interview stellte sich die Mutter des Patienten zu Verfügung. Ich führte das Interview am 20. Juni 2008 durch.

5.2.1 Offene Fragen

Welche Hobbys hat ihr Sohn?
Mutter: *„Er spielt gerne Tennis, fährt Schi und trifft sich gerne mit Freunden."*

Welchem Beruf geht ihr Sohn nach?
Mutter: *„Er ist LKW-Fahrer, sowohl im Inland als auch im Ausland."*

Welche Zukunftspläne hat ihr Sohn?
Mutter: *„Er plante Familiennachwuchs."*

5.2.2 Befragungsbogen

Wie beurteilen Sie die ärztliche Versorgung?
Mutter: *Ich bin sehr zufrieden mit allen Ärzten."*

Wie beurteilen Sie die pflegerische Versorgung?

Mutter: *„Ich finde er ist erstklassig betreut, alle sind sehr nett und aufmerksam ."*

Wie beurteilen Sie die ergotherapeutische Betreuung?

Mutter: *„Sehr gut."*

Wie bewerten Sie die physiotherapeutische Behandlung?

Mutter: *„Ich bin sehr zufrieden ."*

Wie bewerten Sie die logopädische Betreuung?

Mutter: *„Der Logopäde ist jederzeit für ein Gespräch bereit."*

Wie bewerten Sie die Beratung durch die Sozialarbeiterin?

Mutter: *„Sehr informativ."*

Wie bewerten Sie die Speisenversorgung?

Patient wird über PEG Sonde ernährt.

Wie bewerten Sie den organisatorischen Ablauf des Stationsbesuches?

Mutter: *„Ich wünschte mehr Flexibilität für Berufstätige."*

Wie bewerten Sie den Transport zu den einzelnen Zusatzuntersuchungen?

Mutter: *„Gut organisiert."*

Um uns zu helfen, ihre Betreuung zu verbessern, bitten wir Sie, uns ihre Wünsche und Anregungen mitzuteilen!

Mutter: *„Ich bin überzeugt, dass die Mitarbeiter sehr gut ausgebildet sind, bin sehr zufrieden mit dem gesamten Team, einschließlich der ärztlichen Betreuung. Es wird alles Menschenmögliche getan, damit mein Daniel wieder gesund wird."*

5.3 Interview am Beispiel eines Patienten mit Schädelhirntrauma

Herr P. Christian erlitt im Rahmen eines Trainings mit dem Rennrad, einen schweren Sturz. Er erlitt dabei so schwere Verletzungen, sodass er an der Unfallstelle wiederbelebt werden musste. Christian kam nach zwei Wochen Intensivstation zur Rehabilitation auf die Neurologie.

Er hatte schwere motorische Ausfälle und litt unter einem Durchgangssyndrom. Als nächste Angehörige wurden seine Eltern zu den wichtigsten Menschen in der Krankheitsbewältigung.

5.3.1 Offene Fragen

Wie hat Christian seine Freizeit gestaltet?

Vater: *„Christian verbringt täglich 3 Stunden mit Sport. Schwimmen, Radfahren, Laufen aber auch Training im Fitnessstudio, erhalten seine körperliche Gesundheit. Er hat schon mit 24 Jahren das erste Mal am Ironman teilgenommen, in Norwegen, sowie in Klagenfurt. Christian ist sehr ehrgeizig und geht häufig an seine körperlichen Grenzen."*

Was macht Herr P. beruflich?

Vater: *„Christian hat das Studium der Betriebswirtschaftslehre abgeschlossen und arbeitet in einer Bank mit Wertpapieren."*

Wie ist die soziale Situation des Patienten?

Vater: *„Er wohnt noch zu Hause und hat keine Lebenspartnerin."*

5.3.2 Befragungsbogen

Wie beurteilen Sie die ärztliche Versorgung?

Vater: *„Mit der ärztlichen Versorgung bin ich zufrieden! "*

Wie beurteilen Sie die pflegerische Versorgung?

Vater: *„Ich bekomme jederzeit Auskunft und das Pflegepersonal ist sehr freundlich!"*

Wie beurteilen sie die ergotherapeutsche Betreuung?
Vater: *„Sehr gut!*

Wie bewerten Sie die logopädische Betreuung?
Vater: *„Sehr gut, Christian macht verblüffende Fortschritte."*

Wie bewerten Sie die Speisenversorgung?

Vater: *„Gut.“*

Wie bewerten Sie den organisatorischen Ablauf des Stationsbesuches?

Vater: *„Sehr flexibel.“*

Wie bewerten Sie den Transport zu den einzelnen Zusatzuntersuchungen?

Vater: *„Christian wurde zu früh zum Augenarzt gebracht, er konnte aufgrund seiner Erkrankung noch keine genauen Angaben beim Sehtest machen.“*

Um uns zu helfen, ihre Betreuung zu verbessern, bitten wir Sie uns ihre Wünsche und Anregungen mitzuteilen!

Vater: *„Mehr Zeit für Angehörigengespräche und das Gefühl gemeinsam für den Erkrankten das bestmöglichste zu tun.“*

Bei allen 3 Interviews wird die Bedeutung der Angehörigenintegration, Angehörigenbetreuung und Angehörigeninformation deutlich. Zwei Drittel der befragten Angehörigen sind mit der Betreuung durch das Rehabilitationsteam sehr zufrieden. Was den Anteil der Unzufriedenheit betrifft, wird von mir als Stationsleitung noch weiter bearbeitet werden.

Das Ergebnis der Befragung zeigt deutlich, dass das unterstützende und entlastende Gespräch von extrem großer Bedeutung ist beziehungsweise das Angehörigen vom gesamten Team vermittelt wird, bei der Genesung des Patienten eine bedeutende Rolle zu haben.

5.4 Zukunftsperspektive

Für die Zukunft wäre es wichtig, dass bereits während der Ausbildung des gesamten Rehabilitationsteams, Kommunikation und Beratung einen größeren Stellenwert einnimmt. Des weiteren wäre es von Vorteil, bereits im Berufsleben stehenden Kollegen und Kolleginnen, Möglichkeiten zu bieten, an Qualifizierungs- und Weiterbildungsmaßnahmen teilzunehmen.

RESÜMEE
LITERATUR

6. RESÜMEE

Angehörige spielen für die Genesung eines Patienten eine herausragende Rolle, sie kommen jedoch im hektischen Klinikalltag oft zu kurz. Angehörigenintegration muss bereits in der Pflegeausbildung und der beruflichen Fort -und Weiterbildung vermehrt vermittelt werden. Schwerpunkt dafür könnten folgende Themen sein:

- Erstgespräch und Pflegeanamnese

- Informationsgespräche über pflegerische Interventionen

- Durchführung von Anleitungen beziehungsweise Beratungen der Angehörigen und Patienten

- Umgang mit anspruchsvollen Angehörigen

- Verhalten im Konfliktfall

- Überleitungsgespräche

Viele Angehörige befinden sich in einer von den Helfern häufig nicht wahrgenommen Lebenskrise: Ihre emotionale Verfassung ist labil, da die Zukunft häufig ungewiss ist. Es ist wichtig, dass erste ermunternde Schritte zur Kooperation immer wieder von den Helfern ausgehen, auch wenn eventuelle Auseinandersetzungen und Spannungen bestehen.

Pflegepersonen sollte bewusst sein, dass die Helfer die stärkere Position im Krankenhaus besitzen. Das sollte diese jedoch nicht dazu verführen, dies durch Handlungen gegenüber Patienten oder Angehörigen zu verstärken.

Als Motivationsschub für Mitarbeiter können eine angehörigenfreundliche Organisation im Gesundheitswesen und das Auseinandersetzen mit dem Qualitätsmanagement sein. Das beginnt bereits mit dem ersten Handschlag bei der Patientenaufnahme. Ein erstrebenswertes Ziel sollte für uns sein, allen ein Angehörigenfreundliches Krankenhaus anzubieten.

7. LITERATURVERZEICHNIS

BÜCHER

KÄPPELI, Silvia: Pflegekonzepte, Phänomene im Erleben von Krankheit und Umfeld, Band 3, Hans-Huberverlag, 2000, ISBN 3-456-83352-0

SPECHT-TOMANN Monika, TROPPER Doris: Hilfreiche Gespräche und heilsame Berührungen im Pflegealltag, 3. Auflage, Springerverlag Berlin, 2007, ISBN 3-540-46773-1

GEORGE Wolfgang, GEORGE Ute: Angehörigenintegration in der Pflege, Verlag Reinhardt München 2003, ISBN 3-497-01676-4

SCHNEIDER, M: Leitfaden zur Pflegeerleichterung für pflegende Angehörige, Verlag books on demand, ISBN-3-8334-7110-0

ARNOLD Karen, HEDTKE-BECKE, Astrid: Angehörige pflegebedürftiger alter Menschen – Experten im System häuslicher Pflege. Eine Arbeitsmappe. Verlag Lambertus, 2000, ISBN-10: 3784117554

ELHARDT, Siegfried: Tiefenpsychologie, 12. Auflage, Verlag Kohlhammer, 1990, ISBN 3-17-011326-7

ZEITSCHRIFT

Pflege heute: Quellen der Hoffnung, Auflage 2/2007, Seite 66

ONLINE

www.justiz.gv.at/uploads: Bundesministerium für Justiz, Sachwalterschaft, 28. August 2008

ÜBER DIE AUTORIN

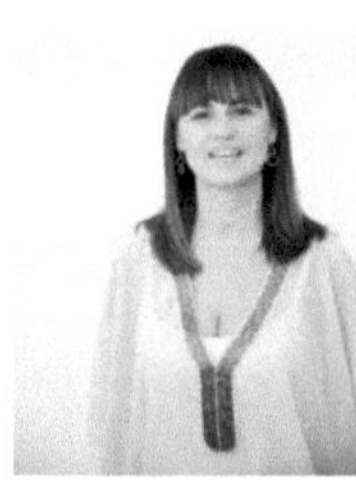

Charlotte Haring ist seit 1986 als Diplomierte Gesundheits- und Krankenschwester (DGKS) im Klinikum Klagenfurt am Wörthersee beschäftigt, davon 20 Jahre im Turnusdienst auf einer Neurologischen Abteilung. Seit 10 Jahren ist die gebürtige Wolfsbergerin in einer leitenden Position auf einer neurologischen Frührehabilitation tätig.

In ihrer beruflichen Tätigkeit als DGKS hat Haring erkannt, welche wesentliche Rolle Angehörige in der Genesung eines kranken Menschen spielen. Gerade bei Auseinandersetzungen und angespannten Situationen sei es sehr wichtig, dass die ersten ermunternden Schritte zur Kooperation immer wieder von den Helferinnen und Helfern ausgehen.

„Die positive Beziehung zu Angehörigen beginnt bereits mit dem ersten Handschlag bei der Aufnahme eines Patienten. Angehörige sollten im Gesundheitswesen als Ressource gesehen werden und in verschiedene Pflegekonzepte wie Basale Stimulation, Kinästhetik, Aromapflege und Bobath einbezogen werden!"

Haring beschäftigt sich nebenberuflich mit Energiearbeit, wie der Kunst des Pranaheilens, Schutzengeltechniken sowie Homöopathie. Sie hat erkannt, dass das Wohlbefinden eines Menschen vom ungehinderten Fluss seiner Lebensenergie abhängt. In ihrer Freizeit verbringt sie viel Zeit mit Bewegung in der Natur, um neue Energie aufzuladen. Familie hat für die Autorin große Priorität. Die Geburt ihrer beiden Enkeltöchter Marie (3 Jahre) und Mia (4 Wochen) hat ihr Leben unbeschreiblich bereichert !

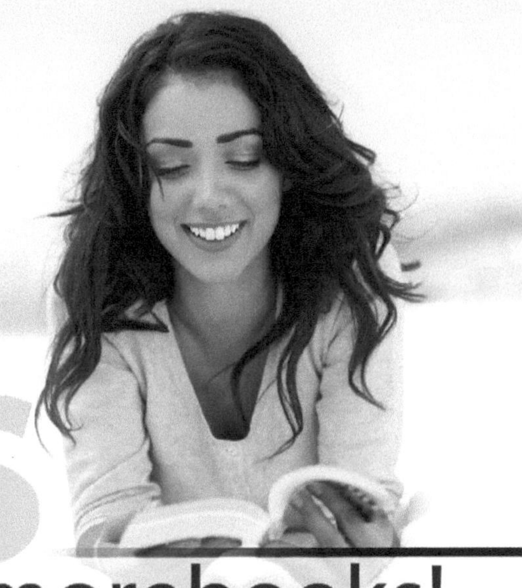

Buy your books fast and straightforward online - at one of the world's fastest growing online book stores! Environmentally sound due to Print-on-Demand technologies.

Buy your books online at

www.get-morebooks.com

Kaufen Sie Ihre Bücher schnell und unkompliziert online – auf einer der am schnellsten wachsenden Buchhandelsplattformen weltweit!
Dank Print-On-Demand umwelt- und ressourcenschonend produziert.

Bücher schneller online kaufen

www.morebooks.de

OmniScriptum Marketing DEU GmbH
Heinrich-Böcking-Str. 6-8
D - 66121 Saarbrücken
Telefax: +49 681 93 81 567-9

info@omniscriptum.com
www.omniscriptum.com

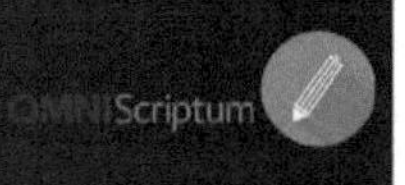

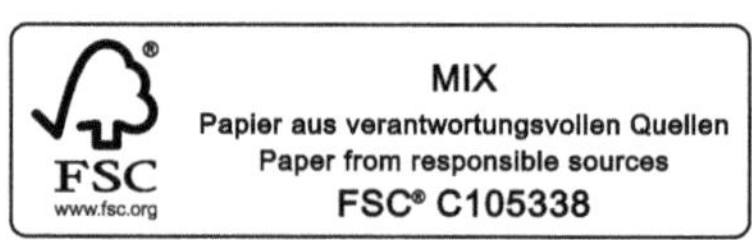

Printed by Books on Demand GmbH, Norderstedt / Germany